AF457404

CAMPAGNE D'AFRIQUE

23 Septembre 1870

23 Juillet 1871

IMPRESSIONS MÉDICALES

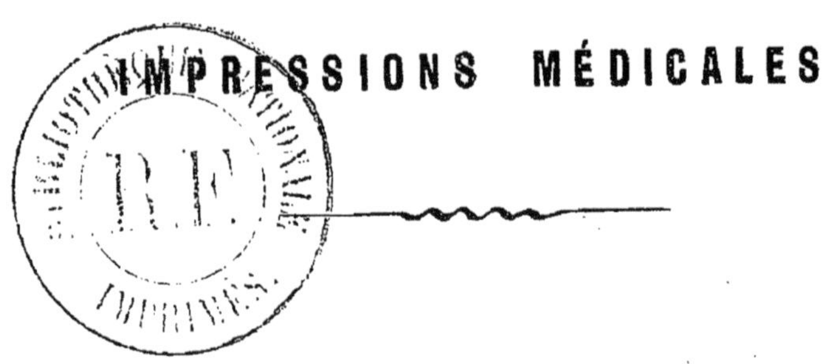

GANNAT

IMPRIMERIE DIDIER DAUBOURG

1872

DÉDIÉ

A MONSIEUR LE DOCTEUR ACCARIAS

DOCTEUR GILBERT TAPRENARD.

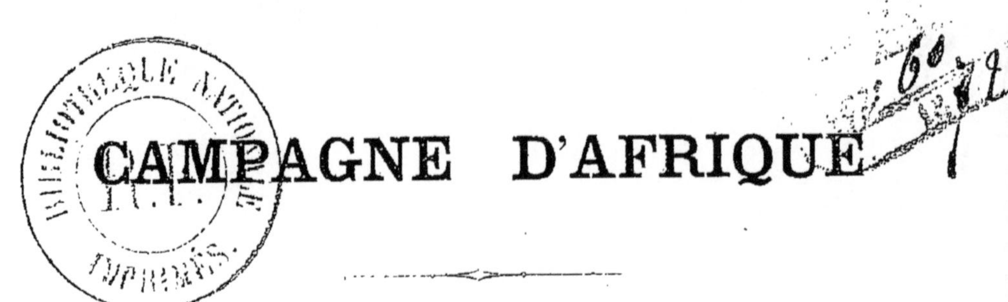

CAMPAGNE D'AFRIQUE

En dehors des influences épidémiques, les mobiles du premier bataillon de l'Allier ont présenté les phénomènes propres à l'acclimatation dans les pays chauds. Bien qu'atténués au début de la campagne par la situation élevée de Tlemcen au-dessus du niveau de la mer, les effets du nouveau climat se sont fait vivement sentir. Cependant un hiver exceptionnel, un véritable hiver de France, semblait devoir nous préserver du tribut qu'il faut payer à la température algérienne. Le casernement explique peut être suffisamment comme ces avantages ont été annihilés. Chaque soldat a droit seulement à douze mètres cubes d'air, desquels on n'a pas défalqué le volume occupé par son lit, ses effets et sa personne ; ajoutons à cela une aération très-mauvaise pour ne pas dire nulle. Dans certaines casernes, les salles contenant trente-deux hommes étaient munies de deux fenêtres, deux portes les faisaient communiquer les unes avec les autres ; aussi étaient-elles de véritables contre-sens hygiéniques, des nids à maladies.

Au nombre des causes profondément débilitantes, signalons le regret du sol natal. Sans avoir constaté de véritable nostalgie, nous voyions les soldats désolés à la moindre indisposition, nous parlant de mourir en Afrique comme des chiens, etc. Cette tendance plus apparente était aussi plus fatale chez les habitants des pays montagneux, compagnie de Lapalisse où se trouve le Mayet-de-Montagne. Les maladies, soit pour ce motif, soit pour un autre, ont sévi plus violemment sur cette catégorie de soldats.

Une circonstance aurait dû cependant amoindrir l'amertume de l'éloignement ; c'est l'accueil généreux, sympathique, inattendu qui nous fut fait par la population. Depuis le simple mobile jusqu'au colonel, chacun sur la route fut fêté, choyé, traité en ami. Pour les hommes chez qui la pensée avait une place, cet accueil rendit moins pénible le séjour d'Algérie ; pour les autres, une fois ingéré le vin de la réception il n'y parut plus. Qu'il me soit permis de proclamer hautement que parmi les gens presque nostalgiques observés, pas un n'appartenait à la classe éclairée. J'ai pu voir cet état seulement chez les individus pour qui la vie végétative est la seule existence et qui, transplantés comme des plantes, ont péri comme elles dans un air inaccoutumé, sans réaction intellectuelle. Au point de vue médical, il m'est donc permis d'appeler de tous mes vœux la plus large diffusion de l'instruction publique.

Les phénomènes physiologiques de l'acclimatation peuvent se ramener à un seul mot : débilité générale, formation d'un terrain pathologique éminemment fécond.

Au début, en dehors de toute influence épidémique, la vigueur ne semble en rien diminuée, on dirait même une surexcitation de toutes les fonctions. Bientôt l'appétit décroit, le teint pâlit, l'hématose et la nutrition se ralentissent. De fréquents embarras gastriques, des diarrhées nombreuses et profuses, souvent rebelles et plus tard dégénérant en entero-colites. Les mobiles subissent un dépérissement croissant, de véritables dyspepsies gastralgiques apparaissent et, comme résultat final, l'anémie. L'hôpital militaire de Tlemcen était encombré par des malades de notre corps dès la fin d'octobre. A ce sujet le médecin en chef, M. le docteur Accarias, homme d'un mérite éminent, me disait souvent : « Comme vos mobiles s'affaissent vite, ils n'ont pas la moindre résistance. » A cette époque l'alimentation était très-passable, elle est devenue bien inférieure dans la suite.

M. le docteur Jules Rochard a constaté aux colonies des phénomènes à peu près analogues. Un autre médecin qui a beaucoup écrit sur ce sujet, le docteur Périer, avance qu'en Algérie cette influence de l'acclimatation se fait sentir pendant un ou deux ans.

D'après les avis des médecins indigènes j'ai opposé, souvent avec succès à cet état, le quinquina sous toutes les formes, même le sulfate de quinine et les préparations ferrugineuses. Sous ce dernier rapport j'étais bien exceptionnellement partagé ; mon caporal d'infirmerie, jeune pharmacien distingué, Frémont, de Broût-Vernet, avait toujours à la disposition des mobiles des médicaments frais, notamment le sous-carbonate de fer, qu'il préparait lui-même. Je demande la permission à la Société de consigner ici son dévouement et son zèle, car notre malheureux compatriote est mort en Afrique, loin d'une famille honorée qui le chérissait.

Voilà pour le terrain pathologique, quant aux maladies qui survinrent bientôt, ce furent :

La fièvre intermittente, la dysenterie, attribuées spécialement aux pays chauds; la fièvre typhoïde, la phthisie, la méningite cérébro-spinale (quatre cas). Je demande la permission de mettre ces trois dernières maladies sur le compte des souffrances physiques dues au métier militaire (encombrement des casernes, insuffisance des vêtements et du régime, vie des camps, etc.). Quant à l'épidémie variolique que nous avait inoculée le bataillon de Montluçon, notre compagnon de route, elle a fait de nombreuses victimes, mais sa marche n'a présenté rien de spécial. Pour en finir avec elle, je dirai au sujet des cas soignés par moi à l'hôpital où j'avais un service temporaire : toutes les fois que la marche de la maladie a été régulière, même avec la confluence la plus forte, avec de la fièvre, du délire extrêmes, j'ai administré l'alcool à haute dose et je n'ai pas perdu de malades, tandis que dans les autres services quelques-uns succombaient dans les formes régulières mais violentes. Le prodrôme le plus constant a été la rachialgie allant jusqu'à simuler le lumbago.

J'examinerai successivement les divers états morbides signalés plus haut.

FIÈVRE INTERMITTENTE

L'assuétude aux miasmes paludéens, dont parlent souvent les auteurs, a été pour nous un véritable mythe ; je n'ai pu la constater. La fièvre intermittente a fait plus de victimes à la fin de notre séjour ou au moins autant qu'à une époque voisine de notre débarquement. J'ai vérifié de tous points l'assertion de Martin et Folley au sujet des habitants du centre de la France : nous étions beaucoup moins atteints par le fléau paludéen que les régiments voisins composés, le deuxième chasseurs d'Afrique en particulier, de gens du midi ou du nord, la plus part engagés volontaires.

La fièvre intermittente débute rarement d'emblée. On constate d'abord de la rémittence pendant quelques jours, puis survient l'accès franc. La période algide varie d'un quart-d'heure à une demi-heure; le malade tremble de la tête aux pieds, les mâchoires claquent avec violence, la figure est anxieuse, une sueur froide perle sur le visage, ce stade est d'une force terrible. Souvent il est accompagné de vomissements qui ne persistent guère. Puis survient le stade de chaleur, enfin le malade mouille plusieurs chemises. Il suffit de deux ou trois accès pour produire une véritable anémie dont la réparation se fait attendre longtemps; elle dégénère rapidement en cachexie véritable pour peu que le malade reste exposé à l'infection palustre et qu'il ait de nouvelles atteintes, ce qui malheureusement est la règle. Alors se produisent les engorgements rebelles des viscères, ces hypertrophies de la rate ou du foie, cet œdème souvent généralisé, rarement avec albuminurie (je ne l'ai rencontré que deux fois), sur lesquels le climat de la France et les eaux de Vichy combinées avec l'hydrothérapie ont, d'après les médecins algériens, une si grande influence. J'ai pu constater une rupture de la rate à l'autopsie d'un de ces malades faite par le docteur Henri Colin, à Tlemcen. Le teint des malheureux cachectiques a une apparence spéciale, c'est une décoloration intime des tissus avec une nuance terreuse.

A cette anémie palustre se joint souvent, surtout chez les colons qui se soignent eux-mêmes, une autre anémie dite *quinique* par les médecins du pays.

Le type le plus fréquent de la fièvre intermittente est le type tierce, puis le type quotidien et, enfin, le type double quotidien. Les accès pernicieux sont très-fréquents.

ÉTIOLOGIE

Je signalerai seulement les opinions le plus généralement adoptées en Algérie :

1° Les localités qui se trouvent dans une cuvette formée par les montagnes, où les courants d'air sont nuls ou à peu près, où par suite de la disposition même des terrains stagnent les eaux pluviales sont toujours les plus meurtrières (docteur Poly) ;

2° Les travaux de terrassement, les rivières torrentielles en hiver, vaseuses en été, dont les bords sont couverts de lauriers roses sont réputés fébrigènes ;

3° Les pays où des variations énormes de température se montrent du jour à la nuit sont peuplés de fébricitants. Cette théorie, toute physiologique, serait bien faite pour séduire l'esprit. En effet, quelque soit l'essence de la fièvre, on peut y constater une exagération des phénomènes intimes de la vie, c'est-à-dire une déperdition énorme de matériaux combustibles, une combustion exagérée, une absence complète d'équilibre; l'urée éliminée en quantité énorme en fait foi. Or, ces variations de température si considérables, parfois de vingt à trente degrés entre midi et minuit, ne sont-elles pas faites pour détruire l'équilibre normal de l'organisme? un homme exposé dans vingt-quatre heures à se mettre en équilibre avec des températures extérieures aussi diverses, n'est-il pas dans les meilleures conditions pour servir de lieu de développement à la fièvre? Malheureusement pour cette théorie, les expériences du docteur Salisbury ont constaté la présence de spores palmellées (genre algue), et de cellules semblables dans l'air respiré par les fébricitants et dans leurs expectorations; les épreuves et les contre-épreuves multipliées ont donné dans la science droit de domicile à ce fait que chacun peut constater. Personne que je sache n'a fait, en Algérie, de recherches de ce côté.

TRAITEMENT

De par l'expérience de nombreux médecins, de par la mienne, je me crois autorisé à affirmer que la seule manière d'extirper la fièvre intermittente est la méthode de Trousseau.

Immédiatement après l'accès, huit grammes de quinquina calisaya jaune, repos deuxième jour ; même dose troisième jour, repos de trois jours, puis de quatre jusqu'à huit jours et pendant un mois ou deux encore tous les huit jours la même médication, en ne *diminuant jamais la dose adoptée.* Le médicament doit être donné au moment du repas.

Dans les cachexies paludéennes profondes :

Poudre quinquina jaune, 32 gr. pour douze bols.
Conserve de rose, q. s.

Même mode d'administration.

A chaque repas une cuillerée de sirop de citrate de fer ammoniacal associé à une goutte de laudanum.

DANS LES FIÈVRES INTERMITTENTES PERNICIEUSES. — Le sulfate de quinine, au milieu du paroxysme, dès que l'on a constaté le caractère pernicieux : deux ou trois grammes à continuer cinq jours de suite, puis quinquina tous les huit jours.

Je n'ai pas eu l'occasion d'expérimenter la méthode de Boudin.

Lorsque les accès, après avoir été interrompus par la quinine, revenaient sans cesse, lorsque l'intermittence n'était pas très-marquée, que le frisson manquait ou n'avait pas son intensité habituelle ; j'ai employé, avec succès, la médication suivante :

Un verre d'eau à boire par cuillerée d'heure en heure, après addition d'une cuillerée à café de :

Iodure de potassium	1	gramme
Teinture d'iode	4	»
Eau	100	»

Cette méthode m'avait été indiquée par un très-distingué médecin, M. le docteur Gaucher, d'Aïn-Temouchent.

Comme méthode prophylactique j'ai entendu vanter l'affusion froide quotidienne sur le corps en sueur suivie d'une forte réaction.

DYSENTERIE

La dysenterie devient rarement chronique (j'en ai vu trois cas seulement).

Elle est précédée de diarrhée pendant le cours de laquelle elle survient. Présentant les mêmes symptômes que chez nous, mais seulement plus intenses, elle a fait trois victimes sur plus de quarante mobiles atteints.

Les autopsies, faites avec soin, nous ont montré le colon épaissi de près d'un centimètre, souvent plus ; ce tissu lardacé, extrêmement dur, était parsemé d'ulcérations profondes, coupées à l'emporte-pièce ; l'intestin grêle était exempt de lésions. Je n'ai pu rencontrer d'abcès du foie.

TRAITEMENT

Pour la forme aiguë :

La décoction brésilienne (ipéca quatre grammes pour deux cents grammes d'eau) à prendre par cuillerée d'heure en heure, ou sels neutres purgatifs à la dose ordinaire, répétée chaque jour, jusqu'à modification des selles et disparition des douleurs. Ces deux médicaments procurent rapidement aux malades des *selles de velours*, selon l'expression de l'un d'eux ; les souffrances disparaissent et la maladie s'en va dans l'immense majorité des cas, pour ne pas dire toujours.

Quant à l'opium, il est employé comme auxiliaire à l'intérieur, dix gouttes par jour, à l'extérieur sur les cataplasmes, mais il est repoussé comme base du traitement. Trousseau le regarde comme un simple adjuvant dans la médication de la dysenterie. J'ai vu moi-même un malade traité par l'opium à haute dose m'échapper, tandis que par la suite tous les autres malades et j'en ai compté jusqu'à onze, traités par les purgatifs, ont guéri vite et bien. C'est dans ces circonstances qu'un auteur a pu dire : l'opium est le knout de la douleur mais ne peut constituer la saine thérapeutique.

Les sels neutres purgatifs, à la dose de quinze grammes, donnés tous les deux jours et combinés alternativement avec le nitrate d'argent m'ont donné, à deux reprises, un succès complet.

FIÈVRE TYPHOÏDE ET PHTHISIE

Je n'ai rien de particulier à présenter à ce sujet, les autopsies faites ne nous ont pas laissé le moindre doute sur le diagnostic. Je dois dire cependant que, fréquentes au début, les fièvres typhoïdes l'étaient devenues moins par la suite.

Des trois cas de phthisie, soumis à mon observation, deux étaient probablement antérieurs au départ de la France, l'autre avait été bien et dûment contracté en Algérie ; de même pour deux autres malades étrangers au corps et qui me furent signalés. Encore trois observations à opposer à l'antagonisme de la tuberculose et de la fièvre intermittente.

TRAITEMENT

J'ai eu à me louer des préparations alcooliques dans le traitement de la fièvre typhoïde, notamment de la potion suivante, empruntée au formulaire militaire :

POTION ANTISEPTIQUE. .	Alcool.	60 gr.
	Extrait de quinquina. . .	4 »
	Acétate d'ammoniaque.	30 »
	Eau.	100 »

La méthode évacuante m'a donné aussi d'excellents résultats.

J'arrive enfin aux quatre cas de méningite cérébro-spinale, dont je regrette de ne pouvoir vous donner l'observation tout au long. Voici quelques traits généraux de cette maladie sans appel.

Trois malades n'ont présenté d'autres phénomènes prodrômiques qu'une raideur du cou, pénible, très-accusée et une rachialgie bien différente de la rachialgie observée dans la période d'invasion de la variole. Cette rachialgie consistait dans une raideur presque tétanique, semblable à celle du cou, pénible à cause de ce caractère, mais non douloureuse. Les malades accusaient une grande lassitude, étaient profondément anémiques et habitaient la caserne malsaine dont j'ai parlé au commencement de ce travail. Les prodrômes duraient deux jours au plus, n'empêchant pas l'un des sujets en question de se lever (il fut pris de convulsions en lavant son linge dans la cour de la caserne).

L'un mourut dans son lit à la caserne sans convulsions. L'autopsie démontra du pus dans les méninges.

Deux autres furent pris : le premier en lavant son linge comme il a été dit ; l'autre, convalescent de la variole, à l'hôpital de Sebdou, fut atteint de convulsions cloniques avec resserrement des mâchoires, fixité de l'œil ; malgré la quinine, les sangsues, l'émétique, les vésicatoires sur la tête et aux jambes, ils succombèrent rapidement. L'autopsie démontra la présence du pus dans les méninges.

Le quatrième soldat autopsié était un chasseur d'Afrique qui, après quarante-deux jours de séjour à l'hôpital pour une fracture de la clavicule, était mort, à la salle des convalescents de sa caserne trois jours après avoir quité l'hôpital militaire; il s'était mis au lit la veille de sa mort seulement. Je n'ai pu recueillir d'autres renseignements; du pus fut aussi trouvé dans les méninges.

La seule cause, que nous ayons pu invoquer pour nos trois mobiles, était l'insuffisance de leur vêtement, le dénuement même dans lequel ils se trouvaient sous ce rapport, cause déjà signalée par Pringle. L'alimentation a pu être aussi incriminée, mais à un bien moindre titre.

En somme, la mortalité qui, dans les régiments nouveaux en Algérie, est de six pour cent, a été pour nous de onze à douze pour cent, proportion énorme où l'épidémie varioleuse trouve la plus grande part.

Gilbert TRAPENARD.

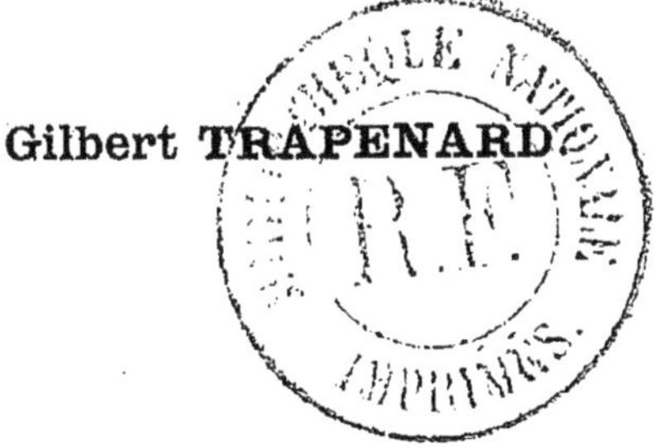

que, l'érythème, les tubercules sur la peau et aux gencives, la [illegible] L'autopsie démontre la présence du pus dans les méninges.

Le quatrième soldat autopsié était un chasseur d'Afrique qui, après quarante-deux jours de séjour à l'hôpital pour une fracture de la clavicule, était [illegible] des hospitaliers [illegible]

[illegible]

www.ingramcontent.com/pod-product-compliance
Ingram Content Group UK Ltd.
Pitfield, Milton Keynes, MK11 3LW, UK
UKHW022212190726
13855UKWH00004B/1720